Te $^{15}_{40}$

NOTES

SUR

LA MÉDECINE

MORALE,

et sur l'Application de l'Électricité

A LA MÉDECINE;

Par J. Dujarric-Lasserve,

DOCTEUR-MÉDECIN DE L'UNIVERSITÉ DE PARIS, MÉDECIN A MONTIGNAC-SUR-VÉZÈRE, MEMBRE DE PLUSIEURS SOCIÉTÉS SAVANTES.

> Un jour peut-être sera-t-on conduit par la voie de l'électricité à la révélation des mystères les plus admirables de la vie animale.   HALLÉ.

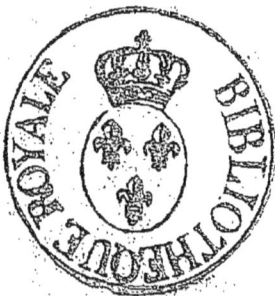

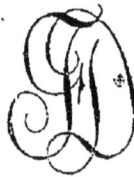

A PÉRIGUEUX,

CHEZ F. DUPONT, IMPRIMEUR DE LA PRÉFECTURE.

1829.

A ma vieille Mère,

l'amie des pauvres.

Vénération, Respect et Reconnaissance.

J. Dujarric-Lasserre,
D. M. P.

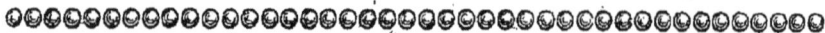

Avertissement.

En livrant ces notes à l'impression , je n'ai pas eu pour but d'instruire mes confrères ; j'ai voulu seulement leur faire savoir que je m'occupais d'électricité médicale , afin de les mettre à même de jouir comme moi de ses bienfaits. Ceux d'entr'eux qui conseilleraient ce mode de traitement à leurs malades trouveront chez moi tous les instrumens nécessaires propres à l'administration des deux fluides galvanique et électrique. On sait que le premier agit d'une manière plus uniforme, et qu'il peut être employé pendant les temps les plus humides ; que les secousses déterminées par la pile se succédant presque sans interruption , parce que son action électrique est sans cesse renouvelée dans l'un et l'autre de ses élémens, les effets doivent par conséquent se soutenir et se perpétuer tant que les deux pôles de l'appareil sont tenus en rapport mutuel par des conducteurs intermédiaires.

On a senti en France le besoin de s'occuper de ces deux moyens, qui doivent conduire a des résultats heureux. Déjà MM. Andrieux et Sarlandière s'occupent, à Paris, de cette importante partie de la thérapeutique. Les provinces ne doivent pas rester en arrière.

Depuis l'impression de cet opuscule, j'ai eu l'occasion de me rendre à Paris pour consulter MM. Lerminier et Audrel sur une affection pathologique grave. Je me suis occupé d'électricité pendant mes momens libres, et j'ai visité avec plaisir les cabinets de physique de MM. Pixii et Andrieux. J'ai trouvé beaucoup d'égards et d'obligeance auprès de ces messieurs; le dernier surtout, qui s'occupe avec un soin infatigable de l'application de l'électricité à la médecine,

et qui a apporté de grandes modifications
dans son mode d'administration , s'est fait
un vrai plaisir de déployer à mes yeux toutes les ressources qu'offre cette partie de la
thérapeutique. Je regrette que le plan très-
étroit de mon sujet ne me permette pas de
rapporter ces nouveaux procédés, pour gra-
duer les effets de la pile ; ils sont dignes de
fixer l'attention des médecins qui s'occupent de cet objet important. Que ces messieurs trouvent ici l'expression vraie de tous
les sentimens que leur bienveillance extrê-
me a fait naître en moi, c'est-à-dire la reconnaissance et un inaltérable attachement.

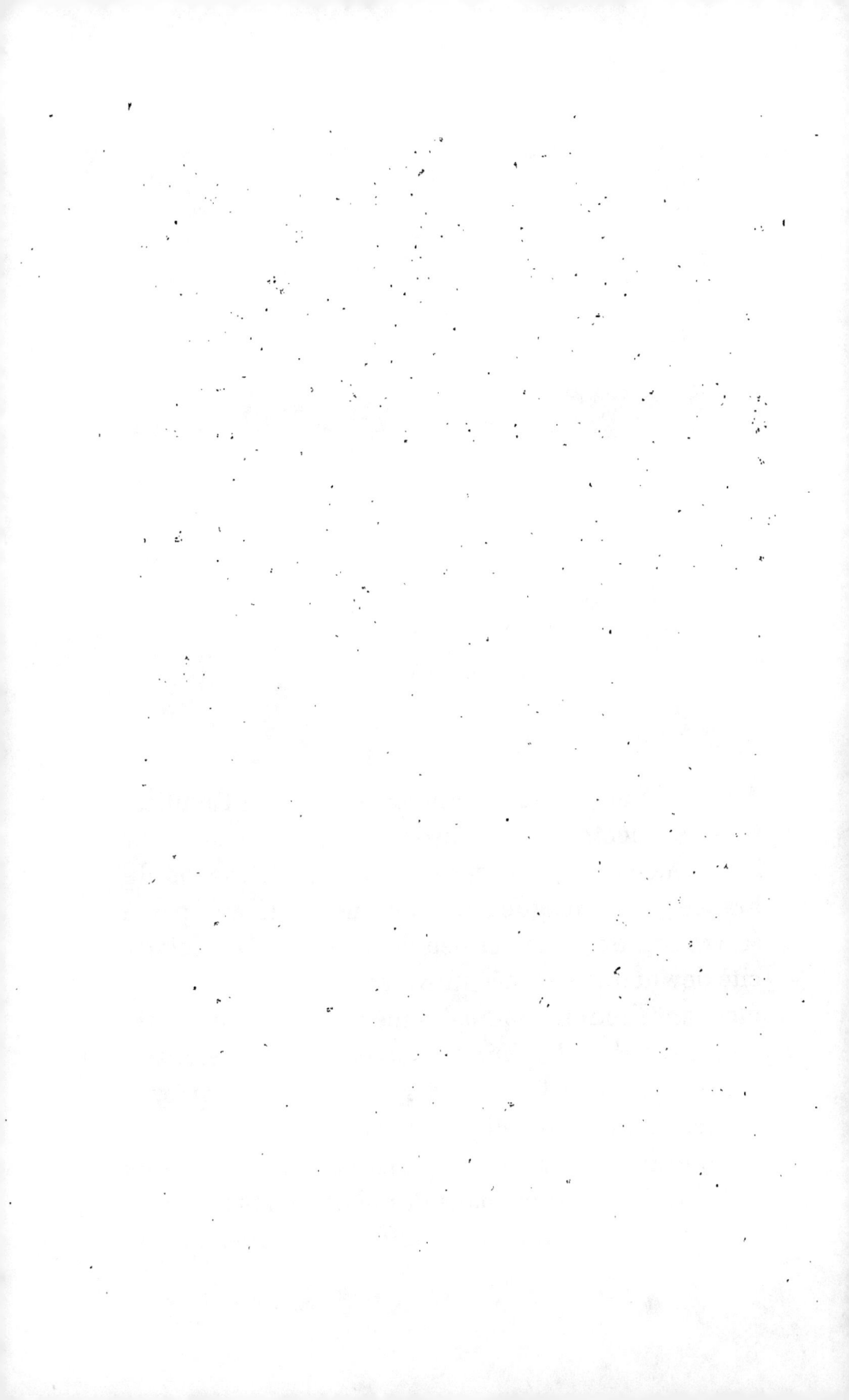

NOTES

SUR LA

MÉDECINE MORALE,

ET SUR L'APPLICATION

de l'Électricité à la Médecine.

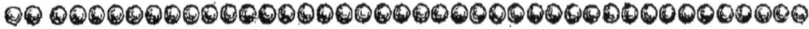

L'ABBÉ NOLLET est le premier qui ait fait l'application de l'électricité à la médecine, du moins il a eu le premier cette heureuse idée. Les physiciens de France, d'Allemagne, d'Italie, ne tardèrent pas à suivre son exemple, et peu de temps après l'électricité devint une panacée universelle. C'est ainsi qu'en étendant l'action de tous les médicamens nouveaux, on les tue dans l'opinion à force de les généraliser. Aussi, est-on fort embarrassé sur le choix qu'on a à faire de telle ou telle substance pharmaceutique, lorsque des hommes marquans dans la science en ont fait l'application dans des états morbides diffé-rens, et en ont obtenu des effets identiques remarquables. Ce n'est qu'après une suite d'années; ce n'est qu'après avoir été repris et délaissés maintes et maintes fois, que le temps fixe leur place invariable dans la thérapeutique. Comme tous les autres agens que la médecine emploie, l'électricité a eu ses détracteurs. Proscrits et hautement prônés tour à tour, le quinquina, l'opium, les saignées générales et locales, l'émétique, ne tiennent-ils pas de nos jours un des premiers rangs dans le vaste répertoire médical? Mais aussi que de disputes polémiques dont une grande partie du corps savant a gémi dans tous les temps? Que d'assassinats moraux ont eu lieu? La conviction ou la mauvaise foi était poussée si loin qu'on ne s'en tenait pas aux insultes, aux injures; on poussait l'oubli des convenances, du devoir, jusqu'à provoquer ceux qui avaient eu le malheur de penser différemment, et leur prouver, le fer à la main, le vrai et la sublimité de leurs assertions ou de leurs systèmes.... Mais n'arrêtons pas plus long-temps nos regards sur les fruits des dissidences en médecine; aimons à penser que ces égaremens de la raison serviront de leçon aux générations qui s'élèvent, et que la plus belle des sciences sera cultivée avec ardeur par des concurrens redoutables, qui n'auront pour but de leurs travaux que l'avancement de l'art et l'amour de l'humanité. « La « gloire du médecin est silencieuse, disait le bon « Hallé, elle se retrouve dans les larmes essuyées, « dans le calme du sommeil succédant aux souf- « frances, dans les regards du malheureux plein

« d'espoir à son approche, dans la consolation des
« familles affligées. » Mais je reviens à l'électricité
dont je n'aurais pas dû m'écarter.

Jallabert, médecin de Genève, fit connaître avec
exactitude, en 1747, le traitement d'un paralytique,
terminé par la guérison, et en 1748, les nombreux
travaux sur l'électricité, qui sont un modèle en ce
genre.

En 1755, *Déhahen* se servait de l'électricité, non-
seulement dans les paralysies, mais encore dans une
maladie spasmodique d'un caractère particulier, connu sous le nom de danse de Saint-Guy, ou *chorea*
des nosologistes. Il paraît que ce médecin, qui administra long-temps l'électricité à l'hôpital de Vienne,
est l'un des médecins de son époque qui employait
le plus les commotions. Il paraît aussi d'après les
observations qu'il a publiées, qu'il a obtenu de nombreux succès.

Lassone et *Morand* retirèrent peu d'avantages
de l'emploi de l'électricité, ou plutôt des commotions. Ceux qui en avaient obtenu quelque soulagement étaient retombés dans le même état peu de
temps après. Le découragement s'empara des esprits,
tant à Paris que dans les provinces et à l'étranger.
Cependant, après un long sommeil, disent MM.
Hallé et *Nysten*, l'attention des médecins fut réveil-
lée sur cet objet important, et l'on pensa que des

expériences suivies avec exactitude, observées sans
prévention, pourraient faire mieux apprécier un remède qu'on ne pouvait regarder comme indiffé-
rent, mais dont il fallait enfin fixer la valeur. Les
progrès que Franklin fit faire à cette science en per-
fectionnant la théorie de l'électricité, inspirèrent un
nouvel intérêt pour ce moyen, quoique Franklin
lui-même ne lui attribuât comme remède qu'une
puissance peu efficace et des succès de peu de durée.

Ce fut alors que la société royale de médecine
nomma une commission pour suivre cet objet important. Le docteur Mauduyt, qui s'occupait depuis
long-temps d'expériences électriques, se chargea
des traitemens, et son ouvrage, plein de faits inté-
ressans, fut imprimé par ordre du roi en 1784.

Les différens mémoires imprimés depuis cette
époque, tendent à démontrer, si non les succès
constans de l'électricité, du moins son utilité dans
un grand nombre de cas.

Le choix des remèdes pour combattre tel ou tel
état pathologique est souvent très-embarrassant,
surtout lorsqu'on a affaire à des personnes riches
et instruites. Dans les affections aiguës, le médecin
est rarement en peine ; toutefois le génie de la maladie étant bien connu, le médecin marche avec la
nature. Mais dans les affections chroniques il n'en
est pas de même : irrégulières dans leur marche,

vrais caméléons, elles se jouent de la sagacité du médecin, de ses méthodes d'investigation et du traitement le mieux entendu. Aussi deviennent-elles, comme on l'a dit souvent, l'effroi des malades et la honte des médecins. Les médicamens, dans certains cas, peuvent modifier, puis devenir nuls par l'habitude qu'ont contracté les organes de leur action; aussi convient-il de changer, et changer souvent les agens thérapeutiques qui ont des succédanés.

Nous avons donné nos soins ici à une dame qui joignait aux manières douces et affables tout le fruit d'une éducation brillante. Elle était malheureusement atteinte d'une de ces maladies qui résistent long-temps à la destruction, et qui non-seulement permettent le libre exercice des facultés intellectuelles, mais qui rendent encore plus brillantes les conceptions de l'esprit; en un mot, la victime se pare de ses plus beaux ornemens physiques et moraux à mesure qu'elle se rapproche de celui qui nous donna le jour.

Mad. Conrad, à peine dans sa trente-quatrième année supporta pendant deux ans un de ces traitemens actifs, nécessité par la marche toujours lente d'une pneumonie circonscrite du poumon droit. L'enflure des jambes, la leucophlegmatie, l'ascite, ne tardèrent pas à compliquer ce premier état. Le traitement le plus varié fut constamment suivi. Très-confiante dans les moyens de l'art, Mad. Conrad en attendait sans cesse du soulagement bien que son mal empirât visiblement. Après avoir épuisé toute la série des agens qui semblaient lui être favorables, plus occupée de l'enflure consécutive que de la maladie primitive, elle demanda un remède qui pût exciter fortement la transpiration. L'électricité lui parut un excellent moyen à l'aide duquel on pourrait obtenir ce but. En conséquence, elle lui fut administrée d'abord par aigrettes, ensuite par bain, puis par commotions des lombes à l'ombilic, et des aines aux pieds. Pendant près de deux mois ce moyen lui rendait la marche plus libre et une légère moiteur se faisait remarquer. Ah! que je suis bien maintenant, disait-elle, après avoir reçu les effets de la machine, il me semble que je ferais une lieue!..... Il était de toute évidence que l'électricité agissait ici d'une manière remarquable; aussi la malade y avait-elle une grande confiance. Mais à quoi devait aboutir cette médecine de symptômes? Il est du devoir du médecin de soutenir l'espérance des malades. Tous veulent être trompés pour être moins infortunés, car peu savent mourir.

L'électricité agit d'autant mieux que les malades y sont plus disposés, ou qu'ils trouvent dans ce moyen quelque chose de mystérieux. S'il y a analogie entre ce fluide et celui de la foudre, comme tout porte à le croire, il n'est pas douteux que le médecin devra en retirer de bons résultats. Je ne puis croire pourtant que les exemples qu'on rapporte de

malades guéris par la foudre, l'aient été plus par
suite de la réaction morale que par l'action directe
du fluide électrique. Comment concevoir, en effet,
une influence morale chez une personne qui est pri-
vée instantanément de toutes ses facultés? Il ne peut
y avoir dans ce cas de *réflexion*, puisque toutes les
fonctions de relation sont suspendues ou anéanties.

Voici une observation lue par M. Arago, à l'a-
cadémie royale des sciences, dans sa séance du lundi
22 janvier 1828. (*Voyez la Revue médicale, février*
1828, *page* 300.) « Un passager, très-âgé et très-
« gras, était paralysé à un tel point de ses jambes, que
« depuis plus de trois ans il n'avait pas fait un demi
« mille à pied. Depuis son embarquement on ne l'a-
« vait pas vu se soutenir debout un seul moment.
« Après la décharge électrique qui eut lieu près de son
« lit, on le vit avec étonnement se lever, marcher
« sur le pont et continuer à se promener long-temps,
« comme s'il n'avait jamais été malade. *Dans les pre-*
« *miers momens il avait la tête comme perdue* ; mais
« ce trouble de l'intelligence ne fut pas durable,
« tandis que la guérison fut complète. » Il n'est
pas besoin de commentaires pour faire entrevoir
que, dans ce cas, l'électricité a fait tous les frais de
la guérison. Le Globe, en rendant compte de cette observation, ajoute les réflexions suivantes : « L'impres-
« sion morale produite sur le malade par la frayeur
« joue sans doute, dans tous les cas, le plus grand
« rôle ; ce qui le prouve, c'est qu'on a vu encore

« bien plus de paralytiques guéris par des incen-
« dies que par les coups de la foudre, etc. » La frayeur,
qu'elle qu'en soit la source, est aussi une espèce
d'électricité qui guérit souvent; elle produit un
mouvement concentrique subit qui peut, dans beaucoup de cas, devenir salutaire. Le fils de *Crésus*,
muet de naissance, voyant un soldat prêt à frapper
son père, est saisi d'une manière si profonde, qu'il
rompt les liens de sa langue *(vincula linguæ)*, et
s'écrie : *Miles ne occidas Cresum!* Qui sait si le sai-
sissement, ce courant douloureux qui porte principalement sur les organes de la vie organique, ne re-
connaît pas pour cause l'électricité naturelle du corps
mise en mouvement par une passion quelconque
subite (1)? Qui ne connaît les beaux cas d'influence
morale, rapportés par Marc-Antoine Petit dans son
discours sur l'influence de la révolution sur la santé
publique? Le dévouement de l'illustre médecin en
chef de l'armée d'Egypte, à Saint-Jean-d'Acre, sauva
l'armée. Gloire impérissable au vertueux citoyen qui
se sacrifie pour son pays! Plutarque raconte que par

(1) L'opinion de Galvani, en faveur de l'électricité animale, n'est plus
concluante dans ce moment, puisqu'il est prouvé que tous les corps très-
secs (le verre, les résines exceptés) sont d'excellens conducteurs de l'électricité et en dégagent même. Les expériences de M. Pelletan, fils, consi-
gnées dans quelques journaux de médecine, ne laisseraient aucun doute
sur l'existence d'une électricité animale, puisqu'à l'aide d'un appareil très-in-
génieux, il a pu obtenir d'une aiguille à acuponcture, introduite dans un
membre, une certaine quantité de fluide galvanique.

M. Jourdan pense que les lueurs occasionées par une pression sur l'œil
dépendent d'une véritable électrisation.

l'effet d'une aliénation épidémique, toutes les filles de Milet se pendaient. On sait le moyen énergique, tout moral, qu'on mit en usage, et quel heureux résultat il produisit.

Tout le monde connaît le trait de *Boerrhave* qui, voyant dans l'hôpital de Harlem les convulsions gagner, par une sympathie contagieuse, toutes les femmes, fit rougir des fers dans de grands réchauds, menaçant de brûler la première qui s'aviserait d'entrer en convulsion; il contint les affections spasmodiques par la terreur imprimée dans l'imagination. (Virey.) Voici un fait curieux qui prouve jusqu'à quel point le médecin peut tirer parti du moral : Un homme de 44 ans, ancien militaire, hémorrhoïdaire, mélancolique, ne cessait de se plaindre de douleurs tantôt aiguës, tantôt sourdes, gravatives, etc., qui partaient de l'estomac et s'irradiaient sur les organes thoraciques, et menaçaient à tout instant de le suffoquer. En proie à des souffrances continuelles, ayant épuisé toute la suite des remèdes voulus en pareil cas, ne reconnaissant point de bornes à la médecine et demandant sans cesse de nouveaux moyens, je crus devoir m'exprimer franchement sur son état, parce qu'il était mon voisin, père d'une nombreuse famille et à portée d'apprécier mes sentimens; je voulais, en un mot, le détourner de la polypharmacie pour laquelle il montrait une confiance aveugle. L'hygiène n'était rien pour lui; il lui fallait une médecine tumultueuse. Cependant, obsédé, fatigué de ses plaintes, je lui conseillai de m'adjoindre d'autres confrères. Il rejeta ma proposition, et accepta enfin celle que je lui fis d'envoyer un mémoire bien circonstancié à M. le docteur Dupuy, de Sorges, dont les talens m'étaient connus. Il s'y soumit ; le mémoire fut fait ; mais nous apprîmes avec douleur que l'honorable collègue était auprès d'un malade fort éloigné de chez lui. Je me permis de répondre le mieux que je pus à ce mémoire, et la réponse fut apportée au malade par M. Dupuy, de Montignac. Notre patient fut enchanté du style et des termes scientifiques un peu sonores qui s'y trouvaient. J'ai joui, me dit-il, en m'abordant d'un air gai, d'un bonheur indicible en lisant la consultation de M. Dupuy, il est évident que je dois en retirer le plus grand bien. Je me réjouis avec lui et l'assurai que ses prévisions seraient bientôt changées en certitude. En effet, quelques mois après notre entrevue, M. Delpy se trouva à merveille et vit disparaître le cortége ordinaire de son affection pseudo-inflammatoire, bien que le traitement eut été le même que les autres fois. Malheureusement un seul mot fit cesser l'enchantement. Lorsqu'il vint pour reconnaître mes soins, il me rappela la consultation ; j'eus la maladresse de lui dire qu'elle était de moi. Dès lors il retomba dans la même position qu'auparavant. Cependant, à force de soins affectueux, M. Delpy a reconnu enfin le véritable traitement de sa maladie : il s'est adonné à l'agriculture, au commerce ; il a renoncé aux médications stimulantes de tout genre, et le voilà maintenant plein de vie, sans autre incommodité que les suites d'une spéculation commerciale peut-être un peu étendue. Ce trait m'a souvent rappelé celui d'Alause, dont l'idée fixe était de se croire condamné au supplice de la guillotine, et qui fut heureusement délivré de cette monomanie par les soins vigilans du bon et respectable M. Pinel. Rien n'est plus mémorable, dit le savant auteur de la physiologie des passions, que le jour où cet habile professeur, accompagné de plusieurs de ses élèves, parmi lesquels je me trouvais, se rendit à Bicêtre, où il simula une assemblée de juges pour y absoudre Alause. Cette ruse savante, cet appareil qu'il avait si ingénieusement arrangé, réussirent au-delà de toute espérance : Alause reprit le fil de ses idées, et remerciait avec joie son libérateur. Malheureusement quelques personnes malintentionnées furent assez cruelles pour dissuader cet infortuné et l'arracher à une illusion salutaire.

Dans d'autres cas, les affections morales brusques influencent bien autrement ceux qui en sont atteints : on a vu des courtisans, habitués aux bonnes grâces et aux faveurs du prince, mourir subitement pour s'être vus supplantés par d'autres. Tel fut, entr'autres, le trop célèbre Louvois, qui, rentré chez lui après une scène vive, pendant laquelle Louis XIV lui avait dit quelques paroles dures, se met au lit et meurt. Quelle ne fut pas l'influence de la froideur

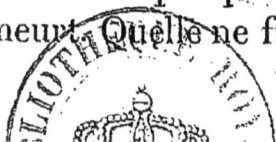

2

du même roi envers Racine! L'empire du moral va
si loin, que plusieurs médecins ont pensé qu'on pouvait guérir toutes les maladies par ce seul moyen.
On sait que le bon Antoine Petit purgeait les péti-
tes maîtresses, très-irritables, élevées dans les sa-
lons de Paris, avec des boulettes de mie de pain.
Quelques-unes venaient se plaindre à lui que le phar-
macien devait s'être trompé, parce qu'elles avaient
été purgées outre mesure.

Chaque organe a ses relations, ses sympathies par-
ticulières. L'estomac et le cerveau s'influencent ré-
ciproquement. L'utérus tient sous sa domination
l'estomac, et l'organe de l'entendement celui de la
circulation. Quel est le médecin qui n'a pas retiré
un grand avantage des corrélations intimes qui exis-
tent entre la peau et la muqueuse gastrique, etc.?
Il n'est donc pas étonnant que les passions agissent
particulièrement sur tels ou tels organes, par l'in-
termédiaire du cerveau, qui à leur tour soulèvent
ceux qui lui sont soumis.

Voulez-vous encore un exemple de l'empire de
l'âme sur le corps? citons un morceau de l'éloquent
Virey : « Qu'un homme frappé d'une idée outra-
« geante pour son honneur, devienne furieux de co-
« lère, ne voyez-vous pas tous ses traits se tirailler,
« se roidir; il pâlit, il rougit, il écume de rage, il
« grince les dents, un feu redoutable jaillit de ses
« yeux; dans l'intérieur de son corps tout est bou-

« leversé, convulsif; le pouls bat comme le cœur;
« la bile regorge dans l'estomac. Quel est donc le
« poison qui renverse ainsi tout-à-coup l'écono-
« mie? Une seule idée, une parole de mépris, c'est-
« à-dire rien qui soit corps ou matière. Étonnante
« preuve de l'énergie de l'âme sur le corps! » Je le
demande! si cet homme ainsi saccagé était atteint
ou menacé de quelque affection, cette perturba-
tion n'était-elle pas propre à aggraver ou à faire
avorter les germes de la maladie?

Plus la secousse morale est vive, plus les organes
en sont ébranlés. Un individu auquel on avait con-
seillé l'électricité pour une affection nerveuse de
poitrine, se présenta chez moi pour y être traité. Il
chargea lui-même une forte bouteille de Leyde par
un temps très-sec, et reçut une secousse si violente,
qu'il fut terrassé, brisa la bouteille, et se retira chez
lui délivré de son affection, qui non-seulement était
ancienne, mais qui avait résisté à divers agens.

Je me rappelle avoir électrisé par commotions assez fortes un jeune homme qui vint me consulter
pour une fièvre tierce dont il n'avait pu être délivré par les préparations de quinquina de fer et les
moyens thérapeutiques les plus variés. Nous étions
alors plusieurs amis réunis. Ne reconnaissant aucune
lésion organique chez ce jeune homme, j'annonçai
à ces Messieurs que nous l'allions délivrer de ses
fièvres à l'aide de l'électricité. Il est bon de dire qu'il

ne savait ce que c'était que ce fluide mis en mouvement. Nous l'assurâmes de la réussite la plus complète en des termes les plus confians ; il s'y soumit, et parut fort étonné de ces ébranlemens suc-
cessifs. La fièvre devait éclater à midi, et il était onze
heures. Il se rendit chez lui dans l'entière certitude
que ses accès étaient partis sans retour, et il en fut
en effet délivré. J'ai vu aussi une jeune fille des
Monteils, commune de Labachellerie, atteinte depuis huit ans d'attaques épileptiques irrégulières,
dont la cause était ignorée. Traitée par des méthodes variées, elle n'avait vu s'amender en aucune
manière ses accès. Les commotions électriques fortes ont arrêté les accès aux premières séances. Il est
vrai de dire qu'on frappait vivement l'imagination
de cette fille. Cette observation détaillée a été lue à
la société royale de médecine de Bordeaux. C'est
ainsi que Mesmer guérissait ses nombreux malades,
et c'est aussi ce qui a fait dire à Deslon, son adepte
infidèle : *Si la médecine d'imagination est la meilleure, pourquoi ne ferait-on pas la médecine d'imagination.* Dans quelques cas, le médecin ne doit pas
se présenter à ses malades sous les dehors d'un Thau-
maturge ; mais il ne doit pas oublier que la véritable médecine est celle qui guérit, quels qu'en
soient les moyens, pourvu toutefois qu'ils ne bles-
sent pas les bonnes mœurs.

J'ai appliqué l'électricité un grand nombre de fois
à différens malades. J'ai eu des non succès sans

doute; mais les succès m'encouragent à faire usage
d'un moyen dont aucun médecin ne nie la grande
influence sur les corps organisés, et qui doit produire de plus grands résultats lorsque les cas où il
convient seront mieux appréciés, et son mode d'administration mieux connu. Dans un mémoire présenté à la société royale de médecine de Bordeaux
sur l'acuponcture et l'électro-poncture, je m'expri-
mais ainsi :

« Le travail de M. Jules Cloquet offre un grand
« intérêt sous le rapport de la nouveauté des ex-
« périences et de leur résultat; c'est lui qui le pre-
« mier a eu l'idée du long séjour des aiguilles, et
« qui le premier a indiqué le galvanisme comme
« cause possible des effets de l'acuponcture. Berlioz
« a bien considéré le galvanisme comme un moyen
« à ajouter à l'acuponcture, mais non comme une
« cause de ses effets. M. Sarlandière a propagé l'heu-
« reuse idée de Berlioz : il administre l'électro-
« poncture dans les rhumatismes, les névroses et
« les névralgies chroniques. Il est à regretter que
« l'expérience n'ait pas confirmé les résultats galva-
« niques observés pendant le séjour des aiguilles
« dans nos parties, comme des effets de l'acuponc-
« ture; il n'est pas douteux qu'on aurait expliqué
« d'une manière plus satisfaisante le rôle que joue
« l'action nerveuse dans nos maladies. »

Mais, est-il bien prouvé que le fluide électrique

ou galvanique soit sans cesse en mouvement dans
nos parties? Est-il vraisemblable qu'un morceau de
taffetas gômmé, ou de la cire appliqués sur l'extré-
mité d'une aiguille qu'on aura introduite dans les
chairs, puissent intercepter le courant galvanique?
je ne le pense pas. Je crois bien que ces substances
isoleraient tout bon conducteur qu'on aurait intro-
duit dans un corps non organisé ; mais il n'en est
pas de même des corps vivans : il s'établit entre ces
analectriques et la peau une perspiration qui doit
favoriser l'établissement des courans.

On pourrait donc encore raisonnablement penser
que la manière d'agir de l'acuponcture n'est pas encore connue ; qu'il serait probable que ce moyen
guérit par la soustraction du fluide galvanique,
fluide qui a été apprécié par M. Pelletan, fils, et un
physicien très-distingué. (Voy. la *Revue médic.* 1826.)

La révulsion comme effet de l'acuponcture ne
peut être admise, puisque le plus souvent ce moyen
anéantit sur-le-champ les douleurs les plus atroces
sans produire la plus légère souffrance lors de l'in-
troduction des aiguilles ; les malades, du moins,
n'en ont pas conscience. Comment alors s'établit-il
une fluxion, en d'autres termes, comment l'irritation nerveuse peut-elle être déplacée sans un sti-
mulus ?

Je pense qu'on reviendra à ce mode de traitement

dans certaines névralgies, principalement dans celles
de la face ; il mérite d'être sérieusement suivi. Si les
Chinois en retirent de grands avantages , pourquoi
n'en jouirions-nous pas nous-mêmes? Mais j'en reviens à ce que j'ai dit : on a voulu étendre son do-
maine outre mesure, et dès lors, on l'a perdu. C'est
bien ce qui a fait dire dans le temps au fameux Du-
moulin : *Dépêchez-vous de faire usage de tel remède qui vient de paraître et qui fait des miracles ;
il ne sera bientôt plus bon à rien.*

Parmi les observations que j'ai recuillies sur l'application de l'électricité à la médecine, je citerai seulement les suivantes :

— Un homme de quarante ans, atteint d'un ca-
tarrhe de l'oreille avec écoulement puriforme très-
abondant, perdit tout-à-coup l'ouïe à la suite d'un
refroidissement subit. L'électricité par pointes réta-
blit la sécrétion, et l'individu jouit de la faculté d'en-
tendre.

— Un enfant fut pris, au deuxième jour de sa
naissance, de convulsions dans les muscles de la face
et de contractions violentes dans les membres thoraciques et pelviens. Après trois jours de souffrances inouïes, les convulsions se calmèrent. Le vo-
lume de la tête s'accrut d'une manière si étonnante,
qu'on fut obligé de donner provisoirement à cet enfant un bonnet de son frère âgé de quatre ans. Plus

tard, on s'aperçut qu'il n'y voyait pas, et qu'il ne pouvait retenir ses urines et ses excrémens. Du reste, cet enfant s'est très-bien nourri. A cinq ans, il a présenté les mêmes symptômes de paralysie; bien que sa vue fût très-bornée et qu'on eût l'espoir d'un mieux croissant, on a remarqué, cependant peu d'amélioration dans les fonctions de relation. Ce n'est que depuis un an à peu près, qu'à la suite d'assez fortes commotions électriques, la vessie et les sphincters ont repris leur ressort. Dans ce moment (l'enfant est âgé de six ans et demi) sa physionomie est riante, la langue se délie, la rigidité des membres n'existe plus; il voit de petits objets, tels que des avelines, des morceaux de sucre; il évite les obstacles dans un jardin, participe aux jeux de son enfance; mais il ne distingue pas les couleurs. Du reste, les yeux sont très-beaux, et les pupilles jouissent de toutes leurs fonctions.

On espère que cet enfant parviendra à recouvrer de plus en plus la vue, à mesure que les lobes antérieurs du cerveau ou les couches des nerfs optiques, reprenant leur rhythme physiologique, réagiront convenablement sur les impressions transmises. On doit tenir compte ici de l'effet de l'électricité sur la sensibilité et la contractilité de l'appareil anal et vésical, et surtout sur l'appareil cérébro-spinal.

— La nommée Calau (Elisabeth), âgée de trente-

neuf ans, de la Petite-Pendule, commune de Va-
lojouls, canton de Montignac, est mère de trois enfans bien portans ; ses couches ont toujours été heu-
reuses, et elle n'a jamais présenté de symptômes
de scrophules, de dartres ni de maladie vénérienne.
Sa taille est moyenne, ses cheveux sont blonds, ses
yeux gris, son faciès animé, sa peau blanche, enfin, tout chez elle dessine à grands traits le tempérament lymphatico-sanguin.

Cette femme ressent, sans cause connue, dans la
nuit du 1.er au 2 février 1823, quelques douleurs
dans la région des lombes qui semblent se réunir
à d'autres plus fortes qu'elle éprouve profondément
dans l'hypogastre. Ces douleurs se renouvellent mo-
mentanément et deviennent bientôt continues ; elles
ont été précédées de frissons erratiques et de la
soif. L'usage d'une tisane d'orge et des lavemens ad-
ministrés avec une décoction de plantes émollientes
semblent soulager la malade. Le 2 elle ne peut uriner ; les douleurs se font sentir avec beaucoup plus
de violence. Dans le courant de la journée, elle
met en pratique des remèdes de bonne femme ; enfin, vers les onze heures du soir, fatiguée autant
par le mal que par les conseils de quelques personnes qui l'entouraient, elle se décide à m'envoyer
chercher pour réclamer mes soins.

Voici dans quel état je trouvai la malade : Cou-
chée sur le dos, pouls fréquent, dur, concentré ;

langue rouge, sèche dans son milieu; abdomen élevé, douloureux, surtout dans la région pelvienne; respiration courte, entrecoupée; envies fréquentes d'uriner, accompagnées de cuissons dans le vagin et le long de l'urètre; soif, perte d'appétit, anxiétés, insomnie. L'évacuation menstruelle est très-régulière.

D'après cet appareil de symptômes, il me fut facile de reconnaître une phlegmasie de la muqueuse génito-urinaire sympathisant avec l'estomac.

Prescription : Saignée du bras de douze onces, opération du cathétérisme, application de dix sangsues à la vulve et à l'anus, fomentations émollientes, eau de chiendent gommée pour boisson, diète absolue.

Le 3, douleurs moins fortes dans la région de la vessie, pouls moins fréquent, plus développé, langue humectée, trois heures de sommeil. Application de quinze sangsues au périnée et à l'anus, demi-lavement émollient le soir, fomentations, diète, usage de la sonde.

Le 4, la vessie est toujours très-développée; les douleurs cessent après l'opération du cathétérisme. Continuation des mêmes moyens, huit sangsues sur l'abdomen.

Le 5, la nuit a été agitée; le pouls est plus fréquent. Demi-bain, dix sangsues à la vulve et sur l'estomac, diète, boissons aqueuses, opium le soir.

Le 6, la malade a mieux reposé ; sa peau est halitueuse, le pouls moins fréquent ; la sonde est à demeure. Demi-bain, chaud de 27 à 28 dégrés, thermomètre de Réaumur. Le soir, sueurs abondantes, nuit passable.

Le 7 et le 8, sueurs abondantes. Continuation des mêmes moyens.

Le 9, point de douleurs, plus de fièvre, appétence pour les alimens solides. Deux bouillons dans la journée. On retire la sonde ; mais on est forcé de la replacer pendant la nuit, parce que la malade ne peut uriner.

Le 10, soupe matin et soir, limonade avec la crême de tartre, deux selles.

Le 11, même état, même médication.

Le 12, vésicatoire sur la partie correspondante à la fosse iliaque gauche ; continuation de la limonade tartarisée. La malade va bien, mais elle ne peut uriner sans sonde. On entretient le vésicatoire.

Le 14, moxa sur le trajet du grand nerf sciatique ; frictions avec la teinture de cantharides sur la fosse iliaque droite.

Le 15, le 16 et le 17, même état, mêmes soins.

Le 18, injections vésicales composées d'eaux de Barèges tièdes, coupées avec moitié tisane d'orge, ensuite seules et froides.

Le 20, la malade désire prendre plus de nourriture : elle est sans fièvre; son ventre est très-mou, sans douleurs. Les injections sont continuées.

Le 27, voyant tous ces moyens sans effet, je fis conduire la malade à Montignac, et le 1.er mars je lui administrai l'électricité par bain; enfin, le 3, afin de mieux aiguillonner la vessie et la forcer à se contracter, je me décidai à employer les commotions électriques graduées. Je lui administrai donc conjointement avec mon vieil et honorable ami M. Henri, ancien élève de l'école polytechnique et des mines, des secousses qui partaient des lombes au col de la vessie. Pour obtenir cet effet, j'introduisis dans le canal de l'urètre une tige de cuivre en forme de sonde, et recouverte d'une très-légère couche de cire, excepté ses deux extrémités, dont l'une touchait médiatement le col de l'organe malade, tandis que l'autre devait être en communication avec la bouteille de Leyde. D'un autre côté, un conducteur partait d'une part de l'armure de la bouteille, et de l'autre il s'appliquait sur l'articulation de la dernière vertèbre des lombes avec le sacrum. A la première séance, qui dura huit minutes, pendant laquelle on administra quatre commotions, la malade ne ressentit autre chose que quelques douleurs sourdes dans la région de la vessie. A la seconde séance, qui fut de quinze minutes et de six commotions plus fortes, la malade put rendre quelques gouttes d'urine; elle fut pourtant sondée encore deux fois. A la troisième séance, la patiente urina en notre présence. Enfin, après dix jours de ce traitement fort simple, cette femme fut rendue à son mari et à ses enfans, et depuis cette époque elle s'est toujours bien portée.

Cette observation prouve que l'électricité peut être employée avec succès dans le traitement des rétentions d'urine entretenues par l'atonie de ses membranes (1). *Cavallo* et *Wilkinson*, qui se sont beaucoup occupés de l'application de l'électricité à la médecine, veulent qu'on administre ce fluide principalement par pointes (2), et qu'on évite de lui faire traverser des organes très-essentiels à la vie, tels que le cerveau et la moelle épinière. Mauduyt est de leur avis. Cependant, depuis huit ans que je fais des expériences sur l'électricité, j'ai eu occasion de faire traverser ce fluide d'une oreille dans une autre, sans autre symptôme qu'une très-légère douleur de tête, et je crois que si on n'a pas réussi aussi souvent

(1) Le fluide électrique étant un agent stimulant dans tous les cas, doit, par cela même, augmenter les maladies qui proviennent *ab repletione.*

(2) Ces trois médecins ont reconnu avec beaucoup d'autres que l'électrisation douce était la meilleure, parce qu'ils n'ont que rarement réussi en employant les commotions. Il faut croire qu'ils ont eu à traiter plus de maladies sthéniques que d'asthéniques.

qu'on était en droit de l'espérer, c'est qu'on y a eu recours trop tard, ou qu'on a agi d'une manière trop méticuleuse.

Je ne veux point dire pour cela qu'il faille commotionner également tous les individus, tous les organes; je sais qu'il faut beaucoup de prudence dans l'administration de ce remède, et bien qu'il soit curatif, il est souvent nécessaire, ainsi que l'observent MM. Mauduyt et Thillaye, de lui associer des moyens qui favorisent ou diminuent ses effets. Ainsi, par exemple, je me serais bien gardé de diriger le fluide électrique sur la moelle rachidienne de cette femme, si elle n'eût été épuisée par une diète sévère pendant un mois, et les saignées tant générales que locales (1). Cette méthode, qui était salutaire à l'état de cette malade, aurait infailliblement déterminé une irritation des méninges du rachis ou des organes du bassin que le fluide traversait, et plus particulièrement encore la vessie.

Il serait inutile de plaider en faveur de l'électricité pour combattre avec efficacité la chlorose. Tous les médecins reconnaissent son application comme le meilleur moyen à lui opposer ou à la combattre. Si on ne le propose pas aussi souvent que les cas le

(1) On réussit mieux dans l'emploi de l'électricité lorsqu'on a le soin de lui faire précéder les sangsues ou les saignées, selon la constitution des individus. Cavallo a bien senti la nécessité *de sonder le tempérament des personnes qui s'y soumettaient.*

requièrent, je crois en retrouver la cause dans les
dépenses que nécessite l'acquisition des instrumens
nécessaires ; de là, impossibilité à beaucoup de gens
de l'art de recourir à son emploi. Je n'ai qu'à me
louer chaque jour de son administration dans les
aménorrhées produites, comme on doit le pres-
sentir, par l'atonie de l'utérus ; car on sait que,
dans un grand nombre de cas, ces dérangemens de
sécrétion viennent à un état de pléthore locale ou
générale. L'électricité, dans ce cas, deviendrait nui-
sible, puisqu'il est démontré qu'elle augmente la
somme d'action des organes. Ainsi, avant de combattre ces deux états si opposés, il sera nécessaire
que le médecin s'entoure de tous les signes qui peuvent lui faire porter un jugement ou un diagnostic
solide.

Mlle. D...., des environs de Montignac, âgée de
dix-sept ans, d'une constitution lymphatique, avait
été réglée à quatorze ans, sans troubles locaux ni
généraux inquiétans. Deux ans après avoir joui de
la santé la plus franche, elle éprouve peu à peu,
sans cause appréciable, une diminution, puis une
suppression totale de la sécrétion menstruelle. L'appétit diminue, la face se décolore, prend une teinte
paille-jaune et perd cette expression qui porte au
cœur cette sensation délicieuse qu'on désigne sous
le nom d'amour ; le pouls bat lentement, les fonctions intérieures et de relation se ressentent de l'oubli dans lequel se trouve le principal organe de la

génération; des goûts bizarres se font sentir ; la malade cherche la solitude, les pieds s'enflent les soirs ; enfin, tout se dessinait sous les dehors d'une affection anémique. L'électricité lui est administrée d'abord par pointes; le courant est établi des lombes à la vulve, et chaque séance est terminée par de légères commotions dans la même direction. Après trois mois de ce traitement non interrompu, Mlle. D.... a repris l'éclat de sa fraîcheur et jouit maintenant de tous les attributs qui caractérisent une jolie et très-aimable femme.

Au moment de mon départ pour Paris, huit jeunes personnes étaient soumises au traitement électrique sous diverses formes, pour rappeler des sécrétions diminuées ou supprimées. Toutes ont ressenti un grand soulagement, et je ne doute pas qu'avant peu la cause disparaisse sous l'influence d'un moyen à la fois simple, amusant et peu dispendieux.

Au huitième mois de sa grossesse, Mad. Dufau, âgée de dix-huit ans, est atteinte, sans symptômes précurseurs, d'une véritable attaque d'apoplexie du cerveau du côté gauche. Les saignées, les bains, la diète, quelques vésicatoires semblent faire un peu justice des désordres. Le terme de l'accouchement arrive, et l'enfant vient fort heureusement. On abandonne pour quelques jours tout traitement, pensant que la nature reprendra le dessus, et que les choses rentreront dans leur état naturel.

Vain espoir : la paralysie du côté affecté continue, et la malade ne peut prononcer une seule parole; la mémoire est pour ainsi dire nulle. A force de soins, le cerveau reprend un peu de ses droits; les membres thoraciques et abdominaux leur force première; mais la langue ne peut remplir ses fonctions pour l'articulation des sons. La malade est soumise à l'électricité, et la voilà, après une dizaine de séances, à même de chanter une fort jolie romance. Nous espérons qu'avant peu Mad. Dufau jouira d'un des plus précieux dons de son sexe. M. le docteur Joubert, qui m'a assisté dans le cours de ce traitement, m'a été d'un secours précieux. Ses conseils, donnés sans affectation, sont ceux d'un praticien consommé. Je me fais un véritable plaisir de lui dire ici combien je lui suis reconnaissant de l'amitié dont il m'honore, et qu'aucune circonstance ne peut altérer celle que je lui porte de la manière la plus sincère.

D'après ce que je viens d'exposer, il est évident qu'un médecin qui veut s'occuper de physique dans le traitement des maladies a beaucoup à faire; 1.º il est nécessaire qu'il se tienne au courant des connaissances; 2.º qu'il se procure à grands frais les instrumens nécessaires; 3.º qu'il sacrifie du temps à ses observations, afin de leur donner tout l'intérêt, l'exactitude et l'authenticité voulus en médecine; 4.º enfin, comme ce traitement est toujours secondaire ou mieux qu'il est la fin de la médecine, qu'on n'y a recours qu'après avoir épuisé la série des

moyens pharmaceutiques et chirurgicaux, il est ur-
gent qu'on soutienne le moral des individus qui s'y
soumettent, parce qu'ordinairement, pour agir d'une
manière efficace, l'électricité veut être administrée
pendant plusieurs mois et par séances rapprochées.
Au surplus, on n'obtiendra de succès marquans de
ce moyen qu'autant qu'on imitera la manière d'agir
de la foudre qui tombe avec fracas sur les individus, c'est-à-dire en administrant les commotions.

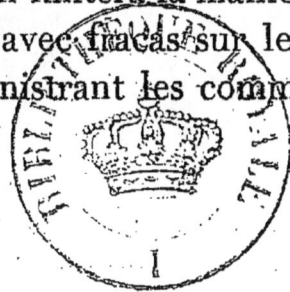

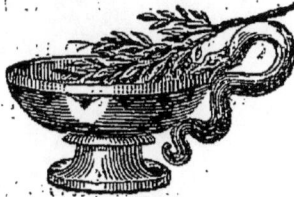

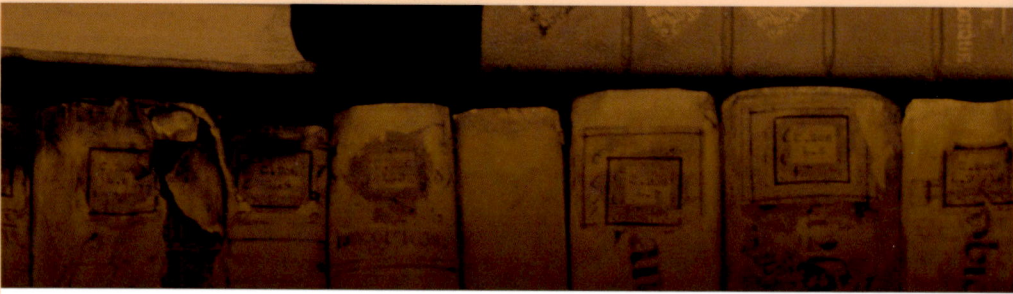

Notes sur la médecine morale et sur l'application de l'électricité à la médecine, par J. Dujarric-Lasserve,...

http://gallica.bnf.fr/ark:/12148/bpt6k5696426d

hachette LIVRE   {BnF   gallica BIBLIOTHÈQUE NUMÉRIQUE

9 782013 737708